27 RECETAS FÁCILES DE PANQUEQUES

VALERIE FRETT

AuthorHouse™
1663 Liberty Drive
Bloomington, IN 47403
www.authorhouse.com
Phone: 1 (800) 839-8640

Debido a la naturaleza dinámica de Internet, cualquier dirección web o enlace contenido en este libro puede haber cambiado desde su publicación y puede que ya no sea válido. Las opiniones expresadas en esta obra son exclusivamente del autor y no reflejan necesariamente las opiniones del editor quien, por este medio, renuncia a cualquier responsabilidad sobre ellas.

Las personas que aparecen en las imágenes de archivo proporcionadas por Getty Images son modelos. Este tipo de imágenes se utilizan únicamente con fines ilustrativos. Ciertas imágenes de archivo © Getty Images

Este es un libro impreso en papel libre de ácido.

ISBN: 978-1-5462-7099-7 (tapa blanda)
ISBN: 978-1-5462-7100-0 (libro electrónico)

Información sobre impresión disponible en la última página.

Publicada por AuthorHouse 03/26/2020

authorHOUSE®

Contenido

Agradecimiento

He recibido una gran ayuda de algunas personas muy amables y me gustaría darles las gracias. Mae Genson, mi consultora editorial, por su continuo apoyo y orientación. Shawn y Sheldon Frett y Shawnea Frett Ajao por su ayuda en la organización de mi trabajo.

Introducción

Cuando se trata de azúcar y dulzura, la gente tiene gustos y preferencias personales. A algunas personas les gusta más o menos dulzura que a otras. En este caso, al cocinar estas recetas puedes alterar ligeramente la cantidad de azúcar que pongas.

También puedes sustituir el azúcar por otros tipos de edulcorantes. Por ejemplo, si lo prefieres, puedes usar miel o agave, o cualquier otro edulcorante en lugar de azúcar. Si eres una persona con diabetes o con niveles de glucosa que tienden a ser elevados, puedes sustituir el azúcar por stevia, que es una planta edulcorante que tiene una cantidad mínima de calorías.

Cada paquete de Stevia in the Raw tiene la dulzura de 2 cucharaditas de azúcar y tiene 1 gramo de volumen. Por lo tanto, 1 gramo de Stevia in the Raw equivale a 2 cucharaditas de azúcar.

Del mismo modo, puedes usar tu aceite favorito. Hay muchos de diferentes.

Si eres una persona sensible al gluten puedes usar tu harina preferida, por ejemplo trigo sarraceno o cualquier harina sin gluten. Un poco de harina de tapioca o arrurruz puede ayudar a unir cualquier harina que no se junte bien.

Haz tu propia mezcla para panqueques y evita comer todos los conservantes y aditivos de las mezclas para panqueques disponibles en el mercado. Puedes usar tus ingredientes preferidos para hacer panqueques caseros a tu gusto. En este libro no vas a encontrar una lista exhaustiva de panqueques. Por el contrario, son panqueques que te darán ideas y te estimularán para crear tus propias combinaciones.

Cómo cocinar un panqueque

Calienta una plancha antiadherente a fuego medio.
Vierte la mezcla de panqueques en un círculo de
aproximadamente 5 pulgadas de diámetro.
Cocina el panqueque hasta que aparezcan pequeñas
burbujas, aproximadamente 5 minutos.
Voltea el panqueque hacia el otro lado con una espátula.
Cocina el otro lado hasta que el interior esté listo, aproximadamente 4 minutos.
Retira el panqueque de la plancha.

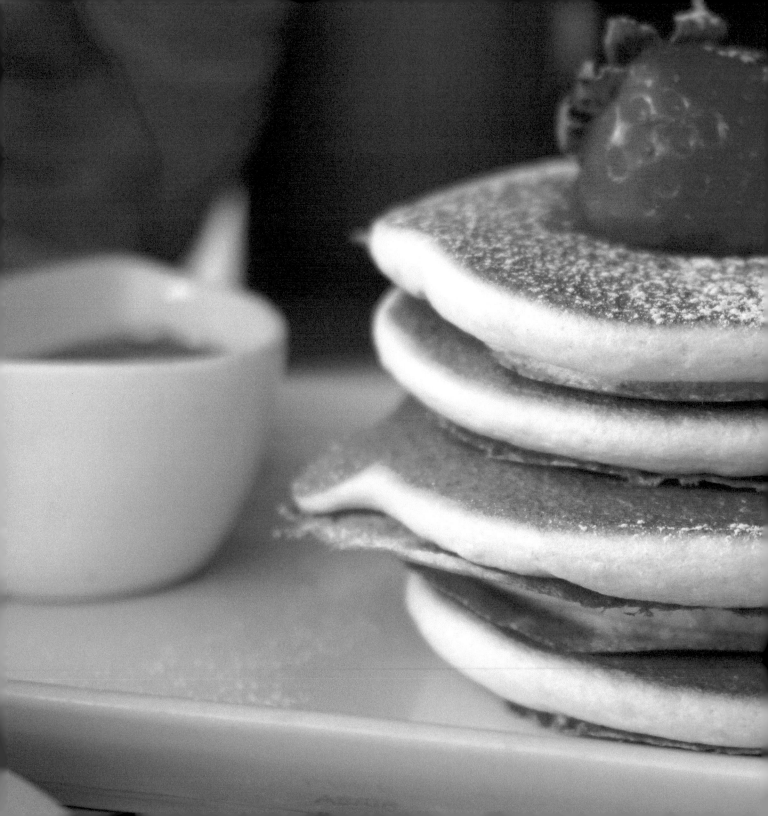

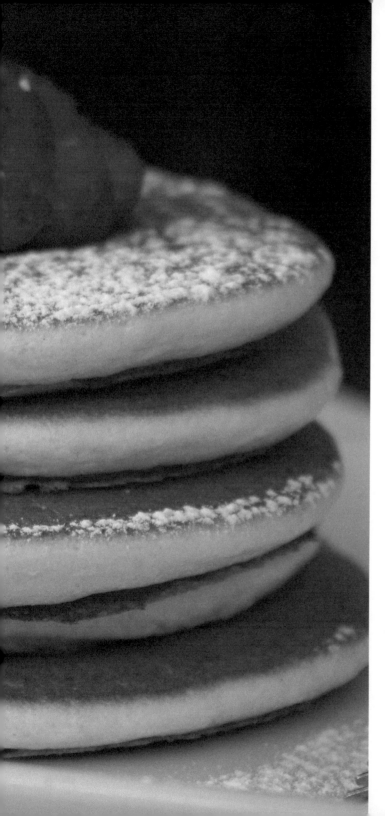

Panqueque básico

Ingredientes

2 huevos grandes
Una pizca de sal
½ cucharadita de levadura en polvo
½ cucharadita de nuez moscada rallada
1 cucharadita de canela molida
1 cucharadita de vainilla
1 cucharada de azúcar
¼ de taza de aceite de oliva
¼ de taza de leche (opcional)
⅓ o ½ taza de harina

Preparación

Bate bien los huevos.
Agrega la sal, el azúcar y
las especias. Bate.
Agrega el aceite de oliva. Bate.
(Agrega la leche. Bate.)
Añade ⅓ de taza de harina y
levadura en polvo sin leche.
O añade ½ taza de harina y
levadura en polvo con leche.
Cocina los panqueques de
la manera habitual.

Salen de 3 a 4 panqueques medianos.

Panqueque con sabor

Ingredientes

2 huevos grandes
Una pizca de sal
½ cucharadita de levadura en polvo
½ cucharadita de nuez moscada rallada
1 cucharadita de canela molida
1 cucharadita de vainilla
1 cucharada de azúcar
¼ de taza de aceite de oliva
¼ de taza de zumo de
cualquier fruta o verdura
½ taza de harina

Preparación

Bate bien los huevos.
Agrega la sal, el azúcar y
las especias. Bate.
Agrega el aceite de oliva. Bate.
Agrega el zumo. Bate.
Añade la harina y la levadura en polvo.
Cocina los panqueques de
la manera habitual.

Salen 4 panqueques medianos.

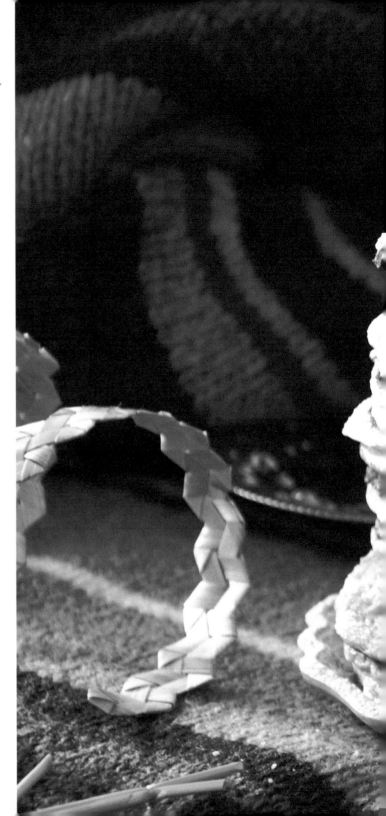

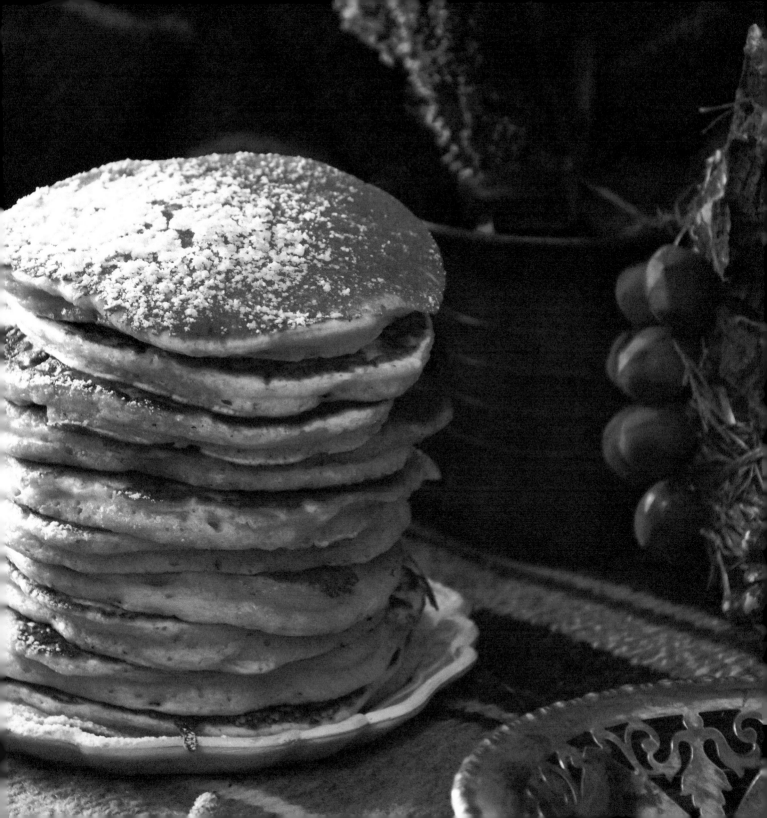

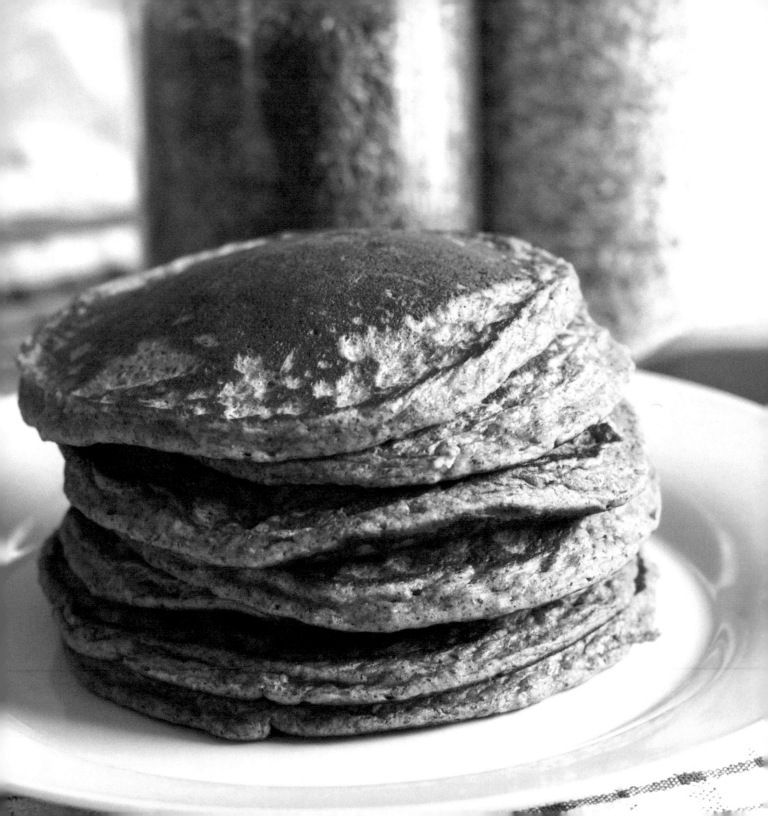

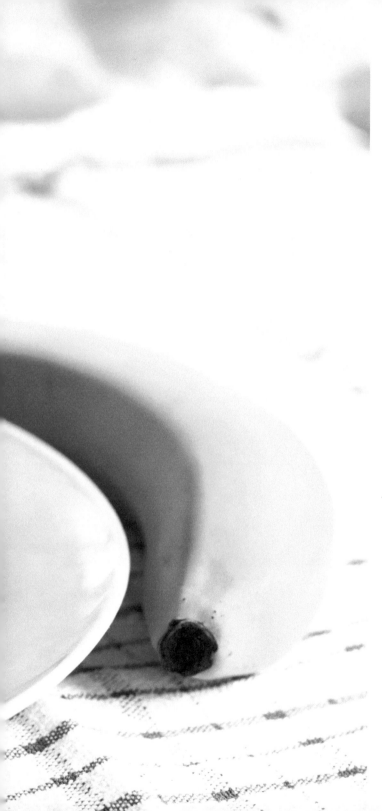

Panqueque de plátano

Ingredientes

2 huevos grandes
2 plátanos medianos muy maduros
Una pizca de sal
½ cucharadita de levadura
en polvo (opcional)
½ cucharadita de nuez moscada rallada
1 cucharadita de canela molida
1 cucharadita de vainilla
1 cucharada de azúcar
3 cucharadas de aceite de oliva
½ taza de harina

Preparación

Tritura los plátanos hasta formar una pasta.
Bate bien los huevos.
Añade los huevos batidos
a los plátanos. Bate.
Agrega la sal, el azúcar y
las especias. Bate.
Agrega el aceite de oliva. Bate.
Agrega el zumo. Bate.
Añade la harina (y la levadura en polvo).
Cocina los panqueques de
la manera habitual.

Salen 4 panqueques medianos.

Panqueque de avena

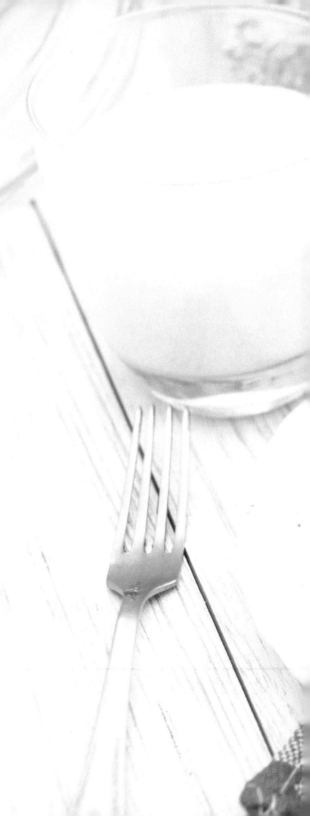

Ingredientes
2 huevos grandes
Una pizca de sal
½ cucharadita de levadura en polvo
½ cucharadita de nuez moscada rallada
1 cucharadita de canela molida
1 cucharadita de vainilla
1 cucharada de azúcar
¼ de taza de aceite de oliva
½ taza de harina
⅓ de taza de avena de preparación
rápida de 1 minuto

Preparación
Bate bien los huevos.
Agrega la sal, el azúcar y
las especias. Bate.
Agrega el aceite de oliva. Bate.
Agrega la avena.
Añade la harina y la levadura en polvo.
Cocina los panqueques de
la manera habitual.

Salen 3 panqueques medianos.

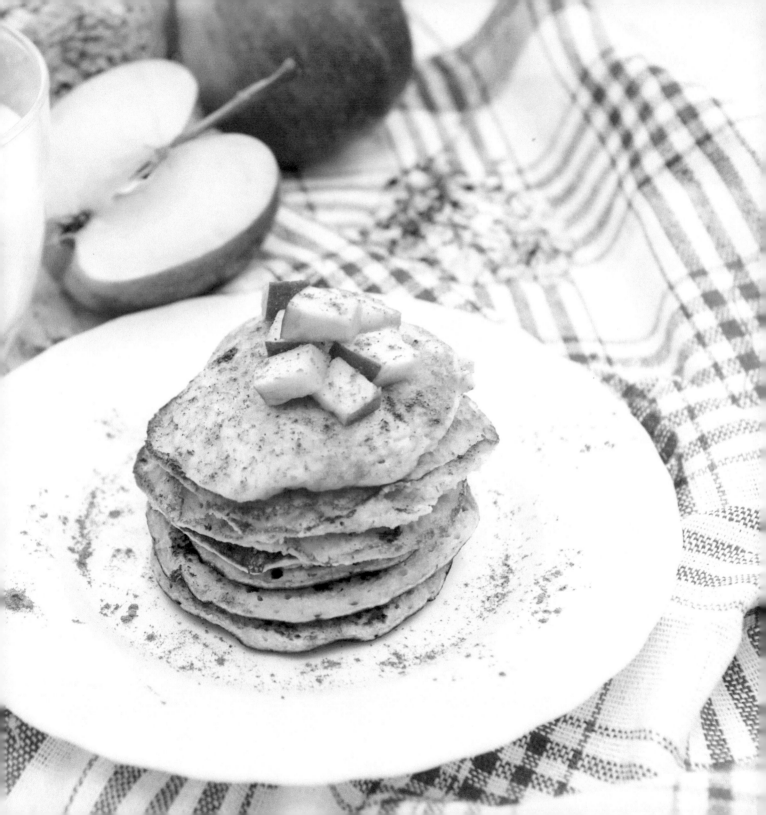

Panqueque de arándanos azules

Ingredientes

2 huevos grandes
Una pizca de sal
½ cucharadita de levadura en polvo
½ cucharadita de nuez moscada rallada
1 cucharadita de canela molida
1 cucharadita de vainilla
1 cucharada de azúcar
¼ de taza de aceite de oliva
⅓ de taza de harina
½ taza de arándanos azules
pequeños y frescos

Preparación

Enjuaga y seca los arándanos
en una toalla de papel.
Bate bien los huevos.
Agrega la sal, el azúcar y las especias. Bate.
Agrega el aceite de oliva. Bate.
Agrega los arándanos.
Añade la harina y la levadura en polvo.
Cocina los panqueques de
la manera habitual.

Salen 3 panqueques medianos.

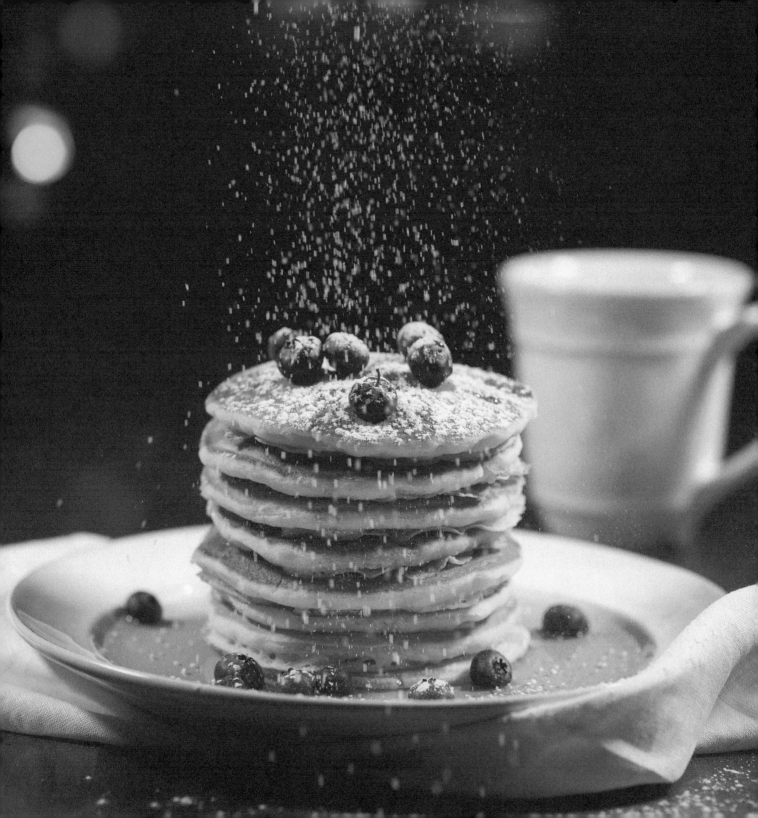

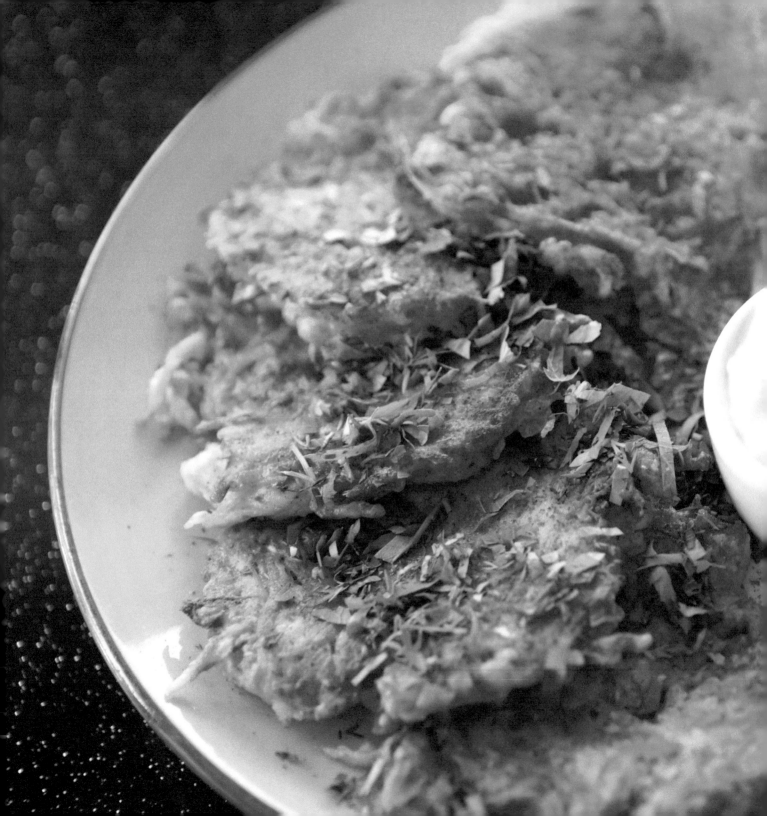

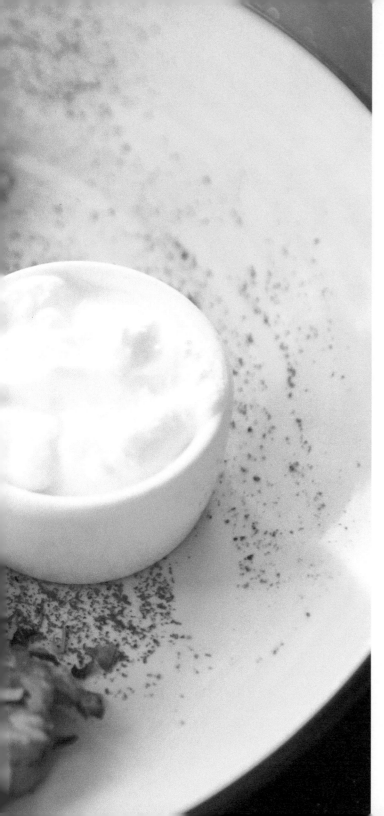

Panqueque de zanahoria

Ingredientes

2 huevos grandes
Una pizca de sal
½ cucharadita de levadura en polvo
½ cucharadita de nuez moscada rallada
1 cucharadita de canela molida
1 cucharadita de vainilla
1 cucharada de azúcar
¼ de taza de aceite de oliva
⅓ de taza de harina
¾ de taza de zanahoria rallada o
zanahoria cocinada y triturada

Preparación
Bate bien los huevos.
Agrega la sal, el azúcar y
las especias. Bate.
Agrega el aceite de oliva. Bate.
Agrega la zanahoria.
Añade la harina y la levadura en polvo.
Cocina los panqueques de
la manera habitual.

Salen 3 panqueques medianos.

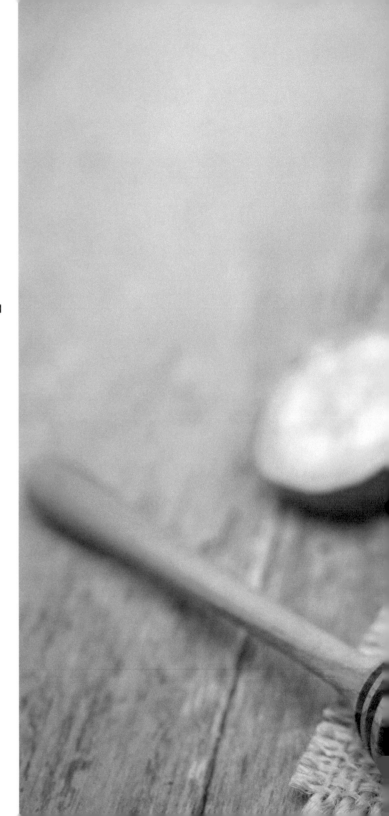

Panqueque
de boniato

Ingredientes

2 huevos grandes
Una pizca de sal
½ cucharadita de levadura en polvo
½ cucharadita de nuez moscada rallada
1 cucharadita de canela molida
1 cucharadita de vainilla
1 cucharada de azúcar
¼ de taza de aceite de oliva
¼ de taza de harina
¾ de taza de boniato rallado

Preparación

Bate bien los huevos.
Agrega la sal, el azúcar y
las especias. Bate.
Agrega el aceite de oliva. Bate.
Agrega el boniato.
Añade la harina y la levadura en polvo.
Cocina los panqueques de
la manera habitual.

Salen 3 panqueques medianos.

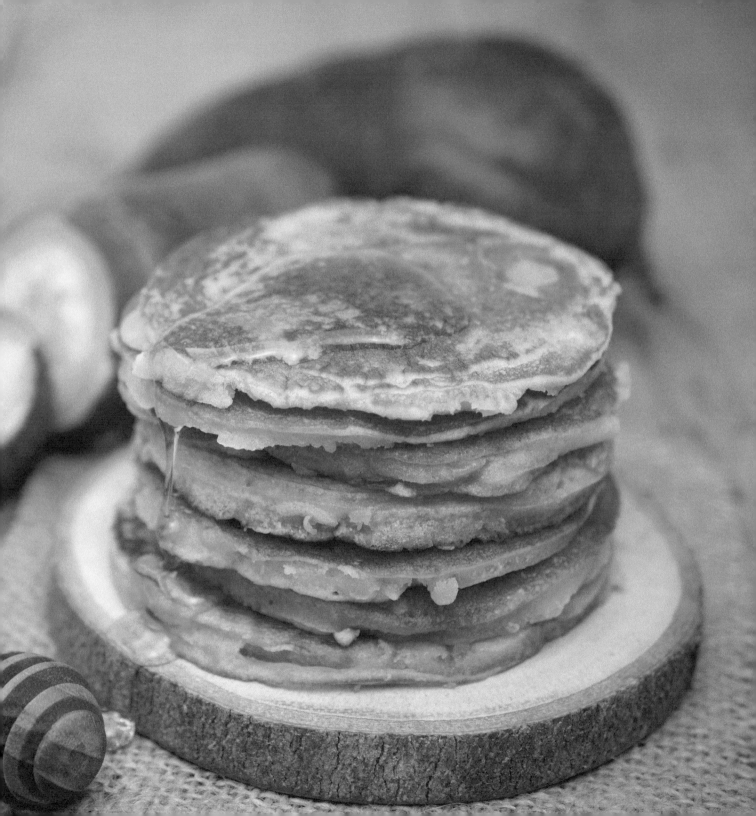

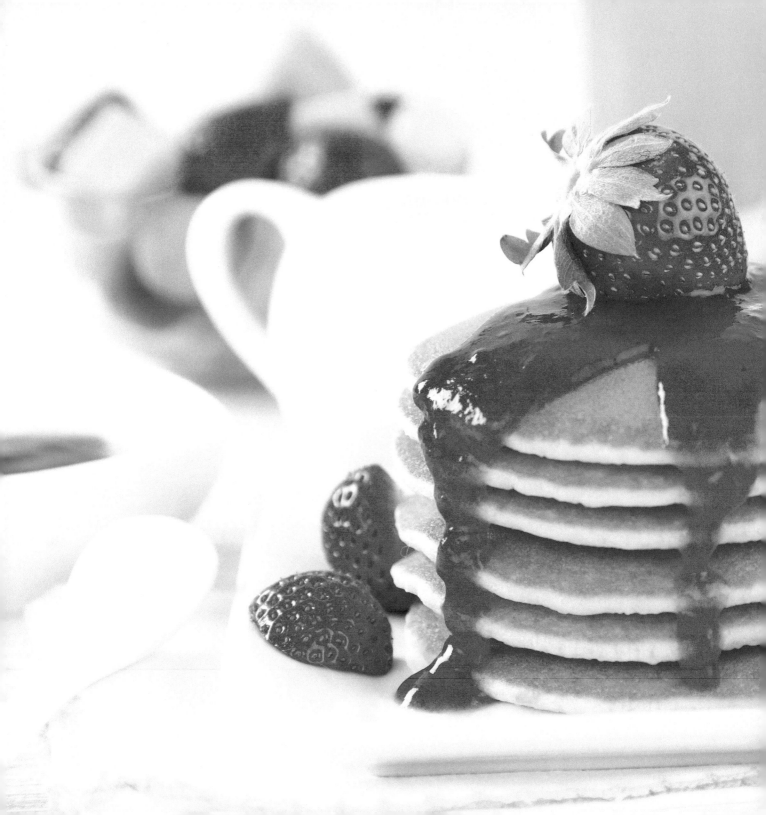

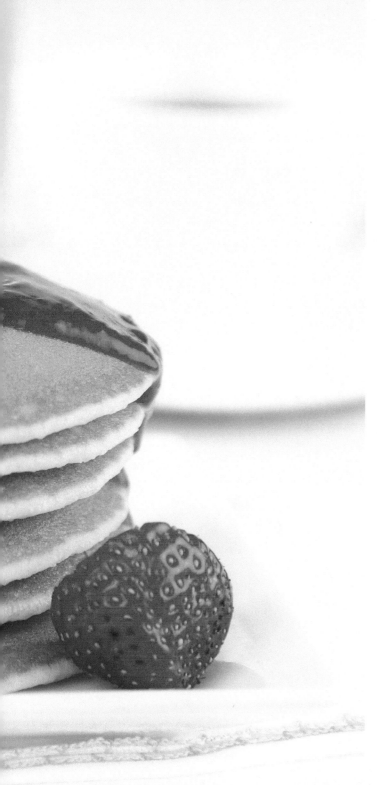

Panqueque de fresas

Ingredientes

2 huevos grandes
Una pizca de sal
½ cucharadita de levadura en polvo
½ cucharadita de nuez moscada rallada
1 cucharadita de canela molida
1 cucharadita de vainilla
1 cucharada de azúcar
¼ de taza de aceite de oliva
⅓ de taza de harina
½ taza de fresas frescas cortadas
en dados o láminas finas

Preparación

Bate bien los huevos.
Agrega la sal, el azúcar y
las especias. Bate.
Agrega el aceite de oliva. Bate.
Agrega las fresas.
Añade la harina y la levadura en polvo.
Cocina los panqueques de
la manera habitual.

Salen 2 panqueques medianos.

Panqueque de calabacín

Ingredientes

2 huevos grandes
Una pizca de sal
½ cucharadita de levadura en polvo
½ cucharadita de nuez moscada rallada
1 cucharadita de canela molida
1 cucharadita de vainilla
2 cucharadas de azúcar
¼ de taza de aceite de oliva
⅓ de taza de harina
1 calabacín pequeño rallado

Preparación

Bate bien los huevos.
Agrega la sal, el azúcar y
las especias. Bate.
Agrega el aceite de oliva. Bate.
Agrega el calabacín. Bate.
Añade la harina y la levadura en polvo.
Cocina los panqueques de
la manera habitual.

Salen 3 o 4 panqueques medianos.

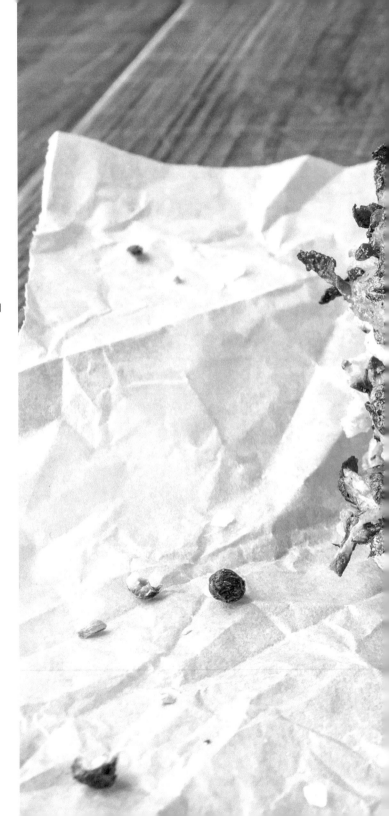

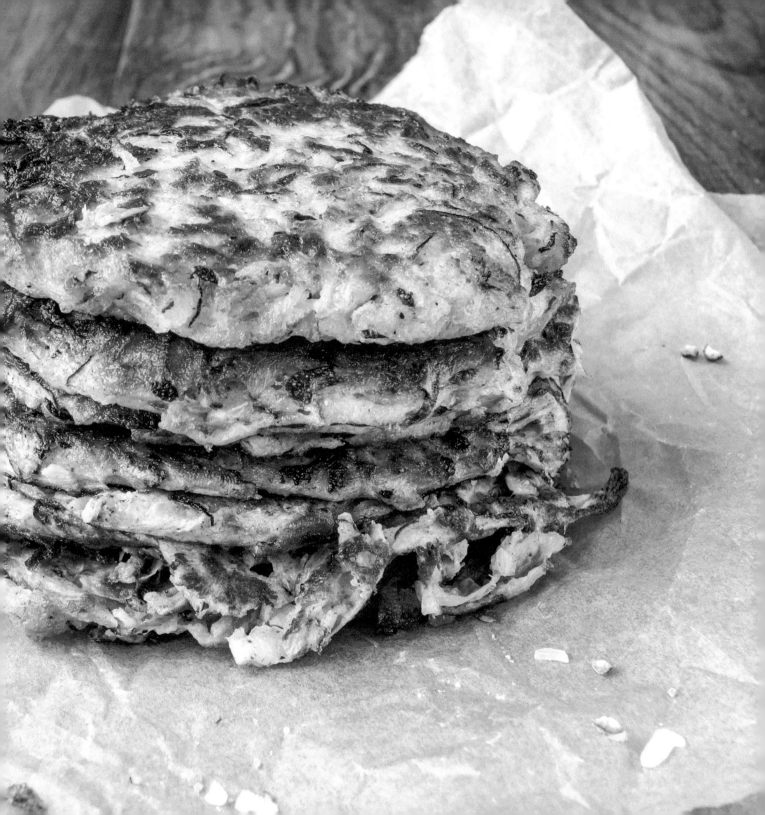

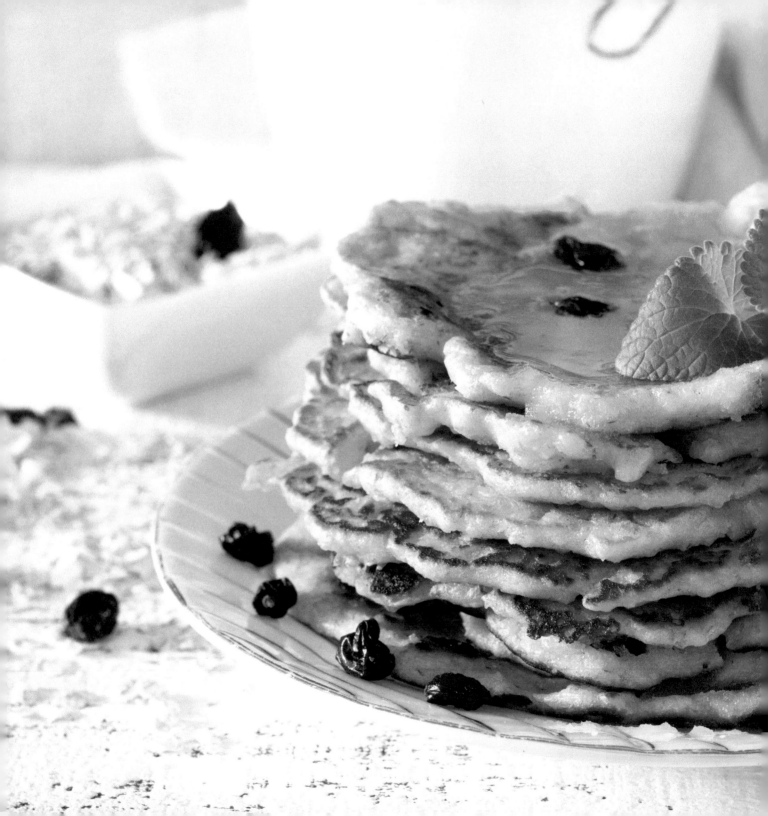

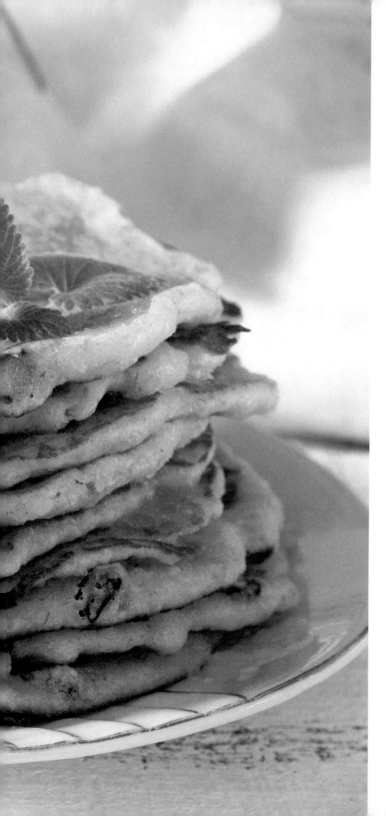

Panqueque de avena y pasas

Ingredientes

2 huevos grandes
Una pizca de sal
½ cucharadita de levadura en polvo
½ cucharadita de nuez moscada rallada
1 cucharadita de canela molida
1 cucharadita de vainilla
1 cucharada de azúcar
¼ de taza de aceite de oliva
¼ de taza de pasas
¼ de taza de harina
⅓ de taza de avena de preparación
rápida de 1 minuto

Preparación

Bate bien los huevos.
Agrega la sal, el azúcar y
las especias. Bate.
Agrega el aceite de oliva. Bate.
Agrega la avena y las pasas.
Añade la harina y la levadura en polvo.
Cocina los panqueques de
la manera habitual.

Salen 3 panqueques medianos.

Panqueque de canela y pasas

Ingredientes

2 huevos grandes
Una pizca de sal
½ cucharadita de levadura en polvo
½ cucharadita de nuez moscada rallada
1 cucharadita de vainilla
2 cucharaditas de canela molida
1 cucharada de azúcar
¼ de taza de aceite de oliva
¼ de taza de pasas
⅓ de taza de harina

Preparación

Bate bien los huevos.
Agrega la sal, el azúcar y
las especias. Bate.
Agrega el aceite de oliva. Bate.
Agrega las pasas.
Añade la harina y la levadura en polvo.
Cocina los panqueques de
la manera habitual.

Salen 2 panqueques medianos.

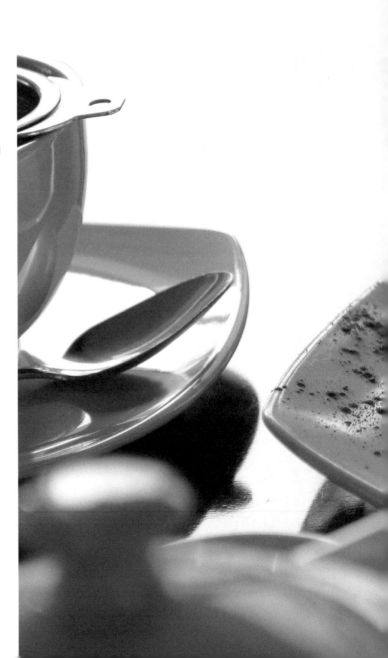

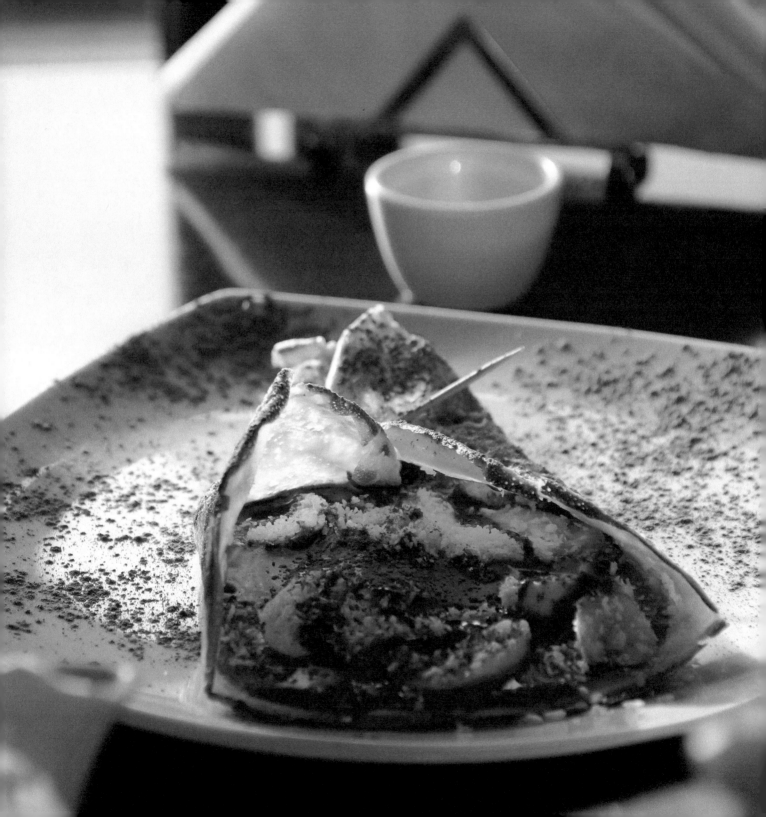

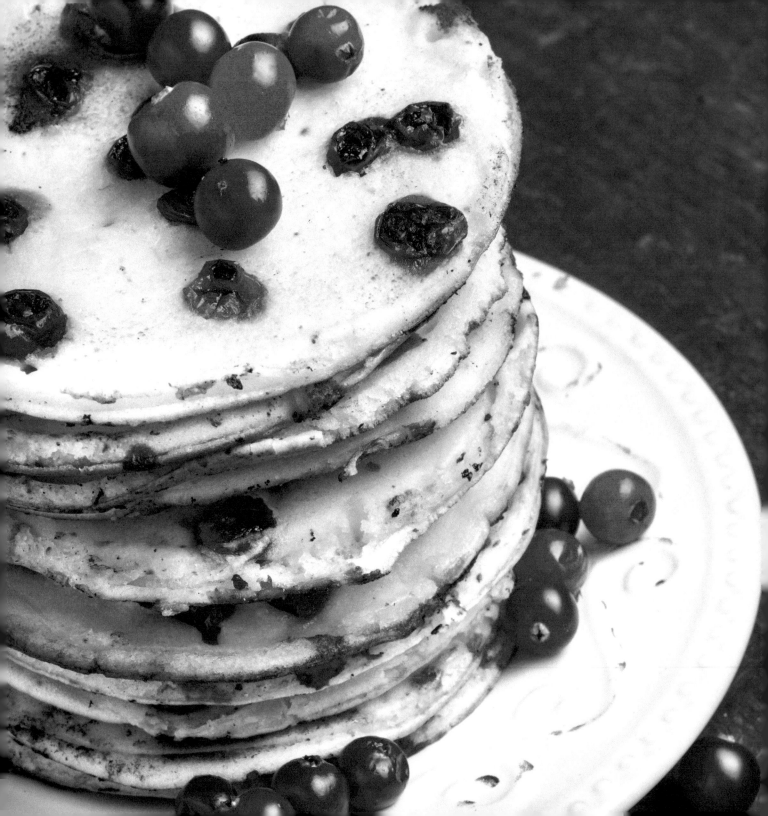

Panqueque de arándanos rojos

Ingredientes

2 huevos grandes
Una pizca de sal
½ cucharadita de levadura en polvo
½ cucharadita de nuez moscada rallada
1 cucharadita de canela molida
1 cucharadita de vainilla
1 cucharada de azúcar
¼ de taza de aceite de oliva
⅓ de taza de arándanos deshidratados
⅓ de taza de harina

Preparación

Bate bien los huevos.
Agrega la sal, el azúcar y las especias. Bate.
Agrega el aceite de oliva. Bate.
Agrega los arándanos.
Añade la harina y la levadura en polvo.
Cocina los panqueques de la manera habitual.

Salen 2 panqueques medianos.

Panqueque de harina de maíz

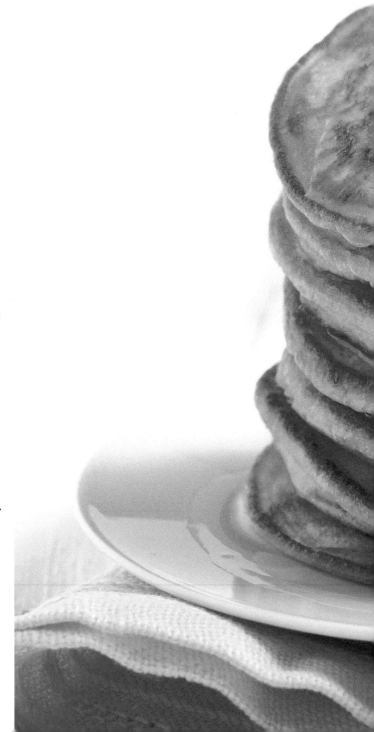

Ingredientes

2 huevos grandes
Una pizca de sal
½ cucharadita de levadura en polvo
½ cucharadita de nuez moscada rallada
1 cucharadita de canela molida
1 cucharadita de vainilla
1 cucharada de azúcar
¼ de taza de aceite de oliva
¼ de taza de harina de maíz molida media
¼ de taza de harina

Preparación

Cocina la harina de maíz y la sal
en ¾ de taza de agua durante 10
minutos a fuego lento, revolviendo
con frecuencia. Deja enfriar.
Bate bien los huevos.
Agrega la sal, el azúcar y las especias. Bate.
Agrega el aceite de oliva. Bate.
Agrega la harina de maíz cocinada. Bate.
Añade la harina y la levadura en polvo.
Cocina los panqueques de
la manera habitual.

Salen 3 panqueques medianos.

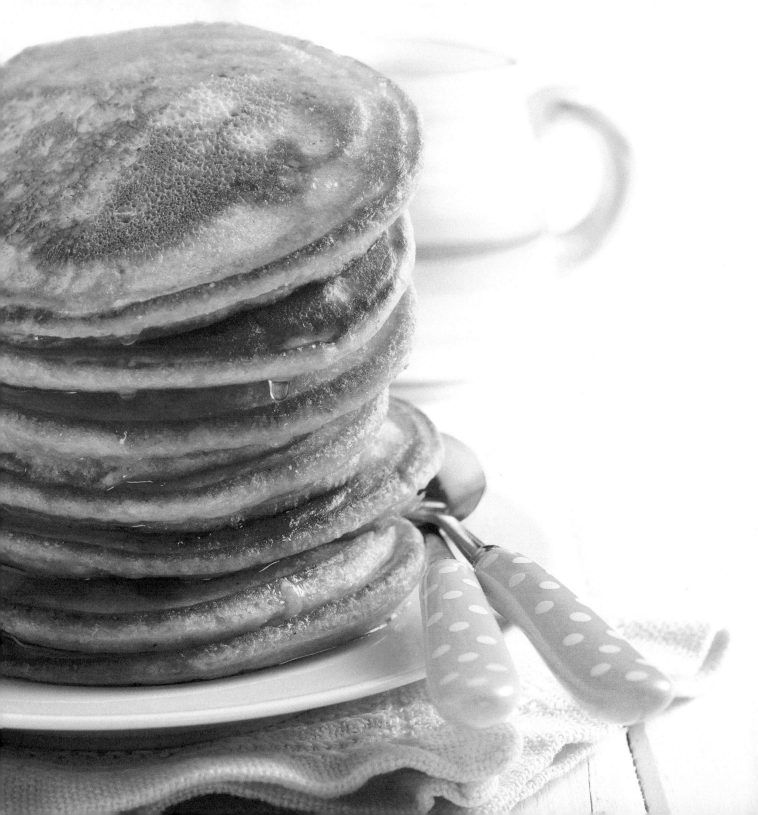

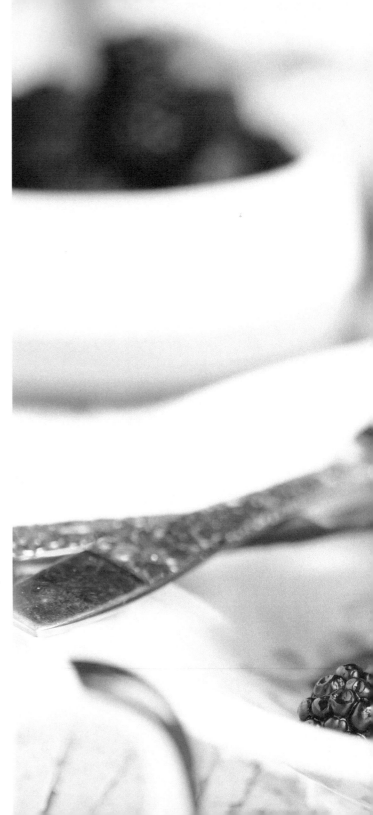

Panqueque de trigo integral

Ingredientes

2 huevos grandes
Una pizca de sal
½ cucharadita de levadura en polvo
½ cucharadita de nuez moscada rallada
1 cucharadita de canela molida
1 cucharadita de vainilla
1 cucharada de azúcar
¼ de taza de aceite de oliva
¼ de taza de trigo partido integral
¼ de taza de harina

Preparación

Cocina el trigo partido y la sal en ½
taza de agua durante 10 minutos
a fuego lento. Deja enfriar.
Bate bien los huevos.
Agrega la sal, el azúcar y las especias. Bate.
Agrega el aceite de oliva. Bate.
Agrega el trigo cocinado. Bate.
Añade la harina y la levadura en polvo.
Cocina los panqueques de
la manera habitual.

Salen 3 panqueques medianos.

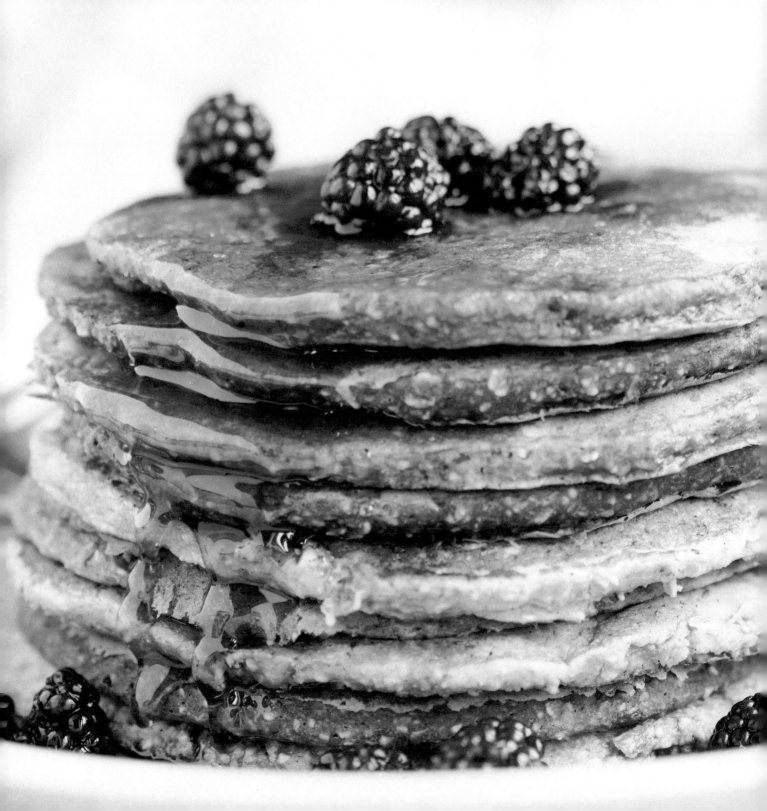

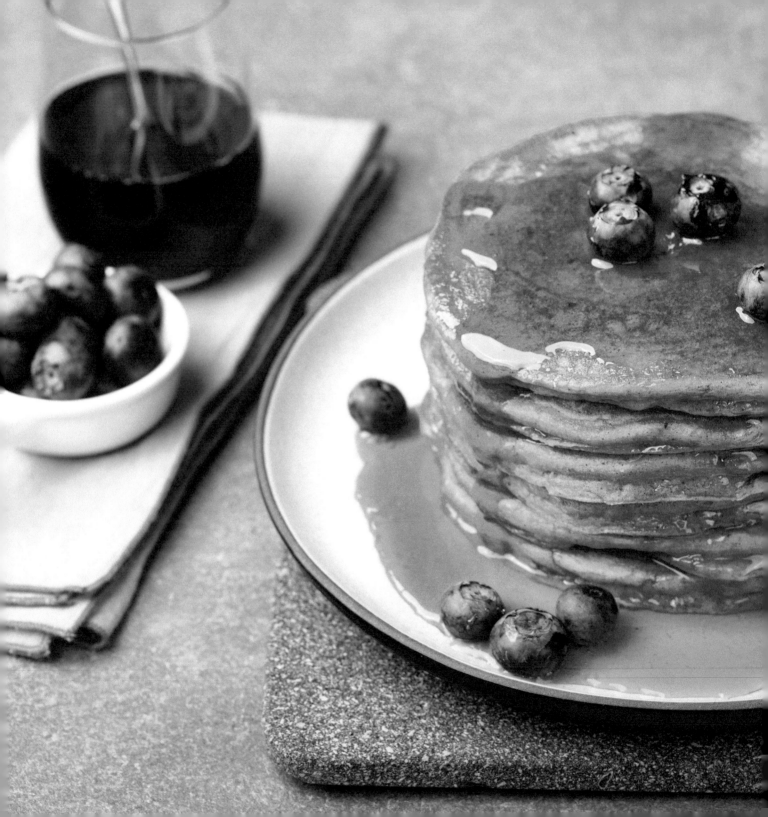

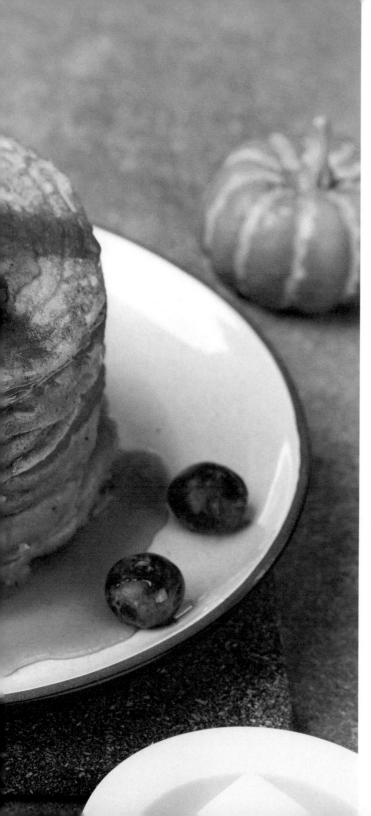

Panqueque de calabaza

Ingredientes

2 huevos grandes
Una pizca de sal
½ cucharadita de levadura en polvo
½ cucharadita de nuez moscada rallada
1 cucharadita de canela molida
1 cucharadita de vainilla
1 cucharada de azúcar
¼ de taza de aceite de oliva
⅓ de taza de harina
¾ de taza de calabaza rallada o ½ taza
de calabaza cocinada y triturada

Preparación

Bate bien los huevos.
Agrega la sal, el azúcar y las especias. Bate.
Agrega el aceite de oliva. Bate.
Agrega la ½ taza de calabaza
cocinada y triturada. Bate.
O
Añade ¾ de taza de calabaza rallada.
Añade la harina y la levadura en polvo.
Cocina los panqueques de
la manera habitual.

Salen 3 o 4 panqueques medianos.

Panqueque de piña

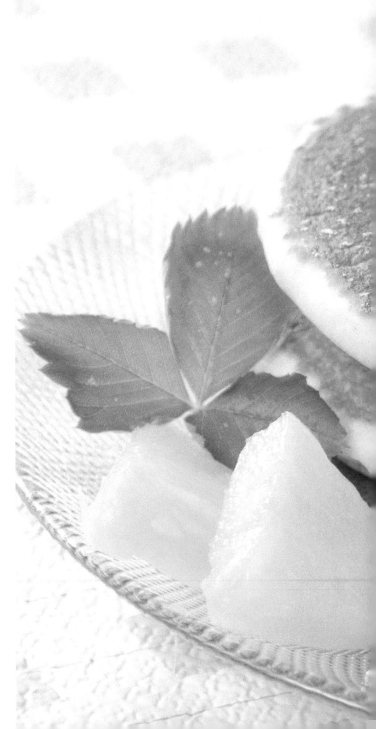

Ingredientes

2 huevos grandes
Una pizca de sal
½ cucharadita de levadura en polvo
½ cucharadita de nuez moscada rallada
1 cucharadita de canela molida
1 cucharadita de vainilla
1 cucharada de azúcar
¼ de taza de aceite de oliva
⅓ de taza de harina
½ taza de piña enlatada escurrida y
trituración
O
¾ de taza de piña fresca y
cortada a dados pequeños

Preparación

Bate bien los huevos.
Agrega la sal, el azúcar y
las especias. Bate.
Agrega el aceite de oliva. Bate.
Agrega la piña.
Añade la harina y la levadura en polvo.
Cocina los panqueques de
la manera habitual.

Salen 3 panqueques medianos.

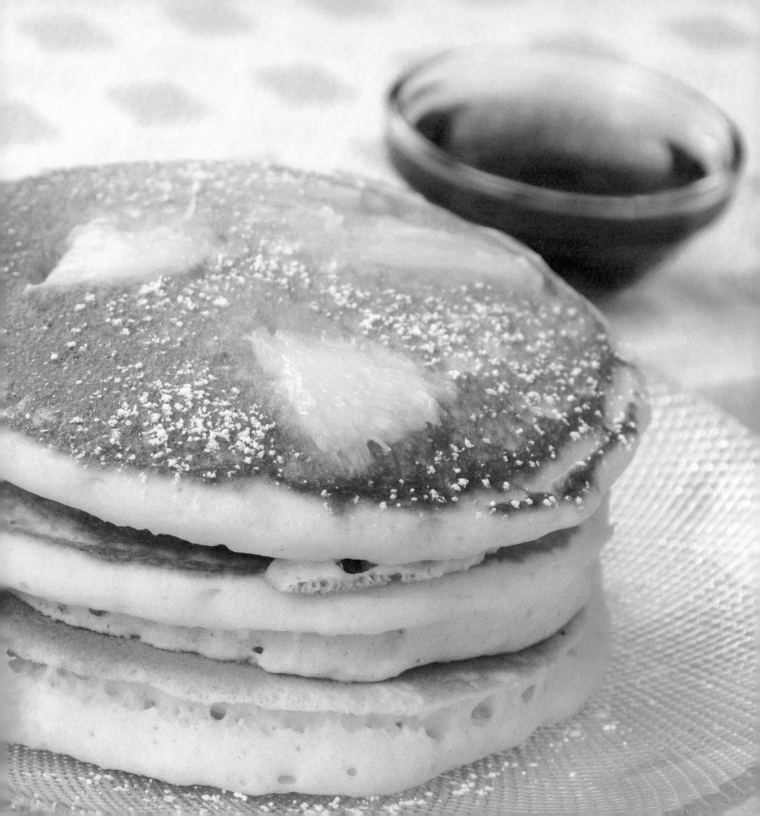

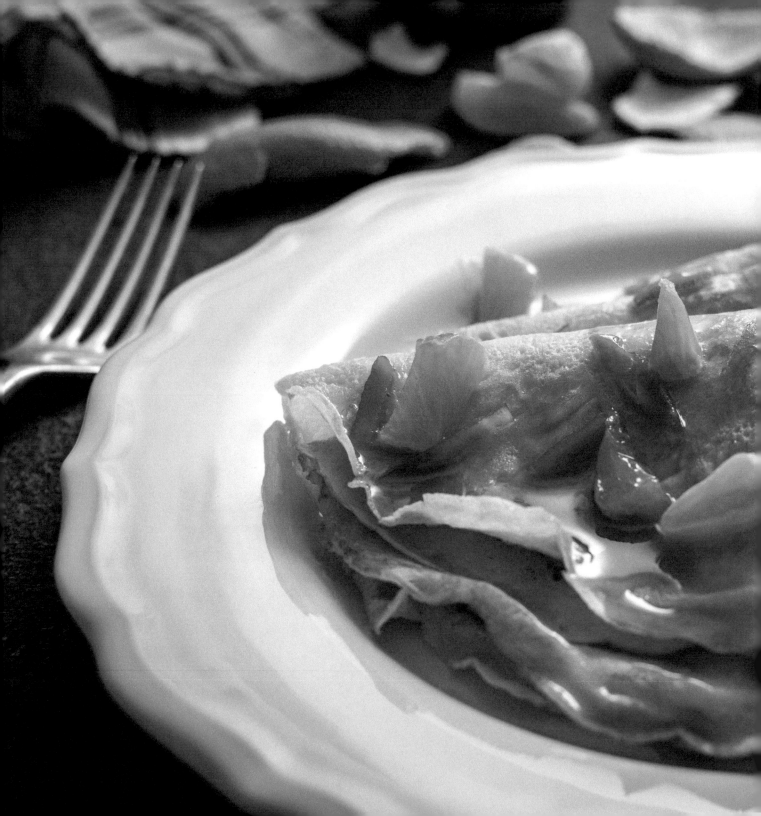

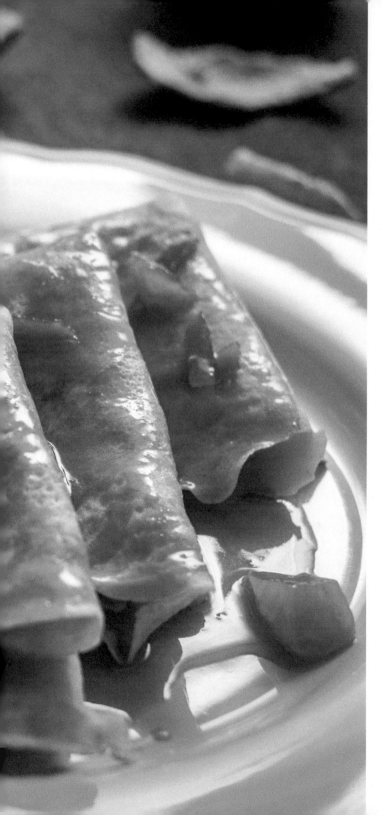

Panqueque de mandarina

Ingredientes

2 huevos grandes
Una pizca de sal
½ cucharadita de levadura en polvo
½ cucharadita de nuez moscada rallada
1 cucharadita de canela molida
1 cucharadita de vainilla
1 cucharada de azúcar
¼ de taza de aceite de oliva
½ de taza de harina
½ taza de pulpa de mandarina
enlatada escurrida

Preparación

Bate bien los huevos.
Agrega la sal, el azúcar y
las especias. Bate.
Agrega el aceite de oliva. Bate.
Agrega la pulpa de mandarina.
Añade la harina y la levadura en polvo.
Cocina los panqueques de
la manera habitual.

Salen 3 panqueques medianos.

Panqueque de naranja fresca

Ingredientes

2 huevos grandes
Una pizca de sal
½ cucharadita de levadura en polvo
½ cucharadita de nuez moscada rallada
1 cucharadita de canela molida
1 cucharadita de vainilla
1 cucharada de azúcar
¼ de taza de aceite de oliva
½ taza de pulpa de naranja fresca
⅓ de taza de harina

Preparación

Bate bien los huevos.
Agrega la sal, el azúcar y
las especias. Bate.
Agrega el aceite de oliva. Bate.
Agrega la pulpa de naranja.
Añade la harina y la levadura en polvo.
Cocina los panqueques de
la manera habitual.

Salen 3 panqueques medianos.

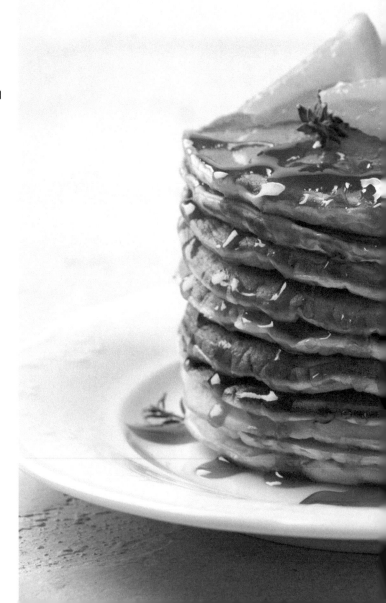

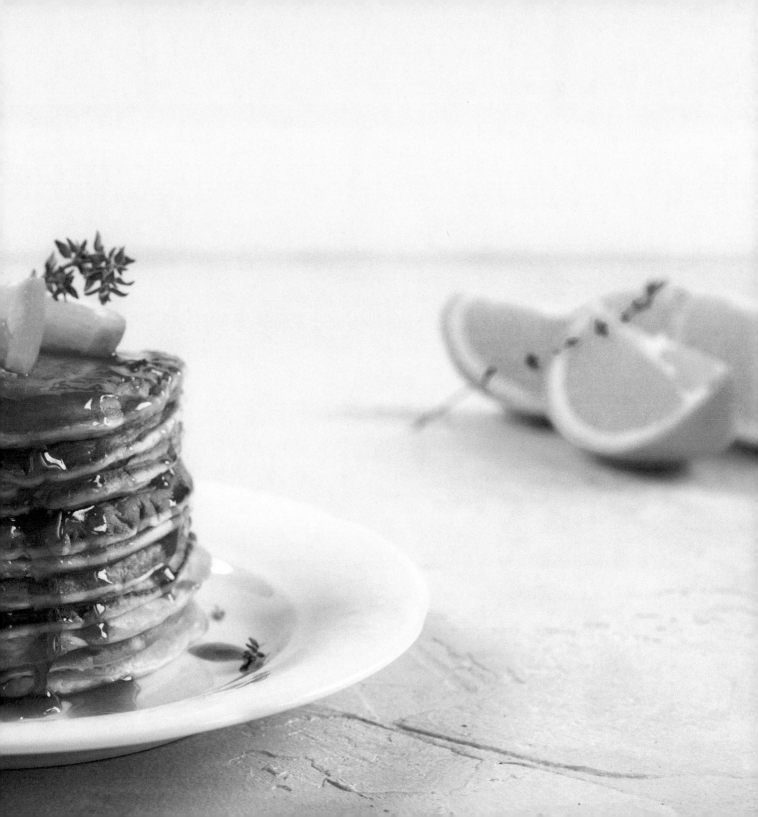

Panqueques de espinacas

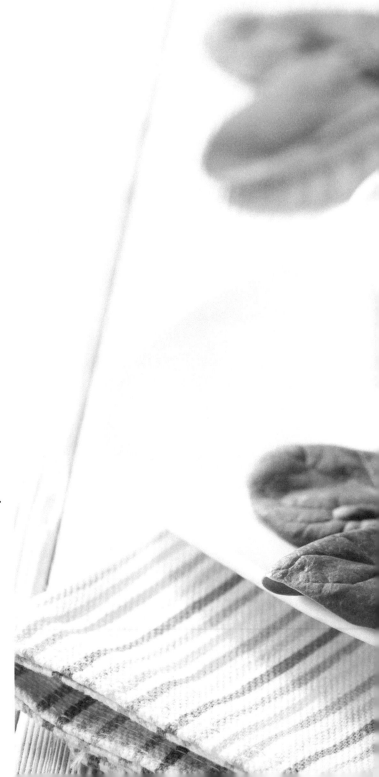

Ingredientes

2 huevos grandes
Una pizca de sal
½ cucharadita de levadura en polvo
½ cucharadita de nuez moscada rallada
1 cucharadita de canela molida
1 cucharadita de vainilla
2 cucharadas de azúcar
¼ de taza de aceite de oliva
⅓ de taza de harina
¾ de taza de espinacas frescas y cortadas
O ½ taza de espinacas congeladas
picadas, descongeladas y escurridas

Preparación

Bate bien los huevos.
Agrega la sal, el azúcar y las especias. Bate.
Agrega el aceite de oliva. Bate.
Agrega las espinacas.
Añade la harina y la levadura en polvo.
Se puede necesitar una
cucharada extra de harina para
las espinacas descongeladas.
Cocina los panqueques de
la manera habitual.

Salen 2 o 3 panqueques medianos.

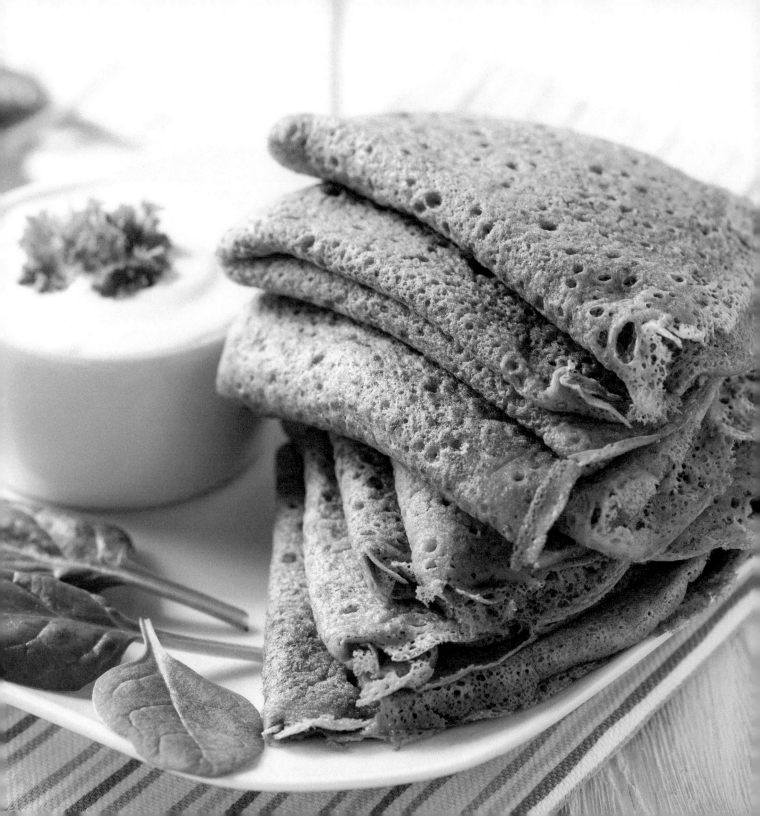

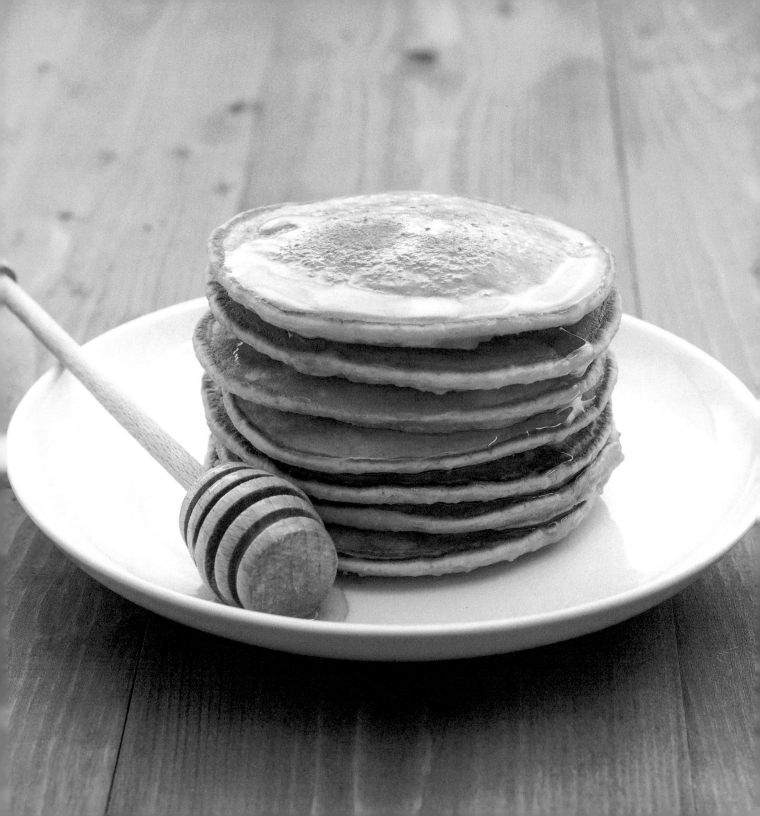

Panqueque de calabaza moscada

Ingredientes

2 huevos grandes
Una pizca de sal
½ cucharadita de levadura en polvo
½ cucharadita de nuez moscada rallada
1 cucharadita de canela molida
1 cucharadita de vainilla
1 cucharada de azúcar
¼ de taza de aceite de oliva
⅓ de taza de harina
½ taza de calabaza moscada cocinada y triturada o
¾ de taza de calabaza moscada rallada

Preparación

Bate bien los huevos.
Agrega la sal, el azúcar y las especias. Bate.
Agrega el aceite de oliva. Bate.
Agrega la calabaza moscada cocinada y triturada. Bate.
O la calabaza moscada rallada.
Añade la harina y la levadura en polvo.
Cocina los panqueques de la manera habitual.

Salen 3 o 4 panqueques medianos.

Panqueque de granola

Ingredientes

2 huevos grandes
Una pizca de sal
½ cucharadita de levadura en polvo
½ cucharadita de nuez moscada rallada
1 cucharadita de canela molida
1 cucharadita de vainilla
1 cucharada de azúcar
¼ de taza de aceite de oliva
⅓ de taza de harina
½ taza de granola

Preparación

Bate bien los huevos.
Agrega la sal, el azúcar y
las especias. Bate.
Agrega el aceite de oliva. Bate.
Agrega la granola.
Añade la harina y la levadura en polvo.
Cocina los panqueques de
la manera habitual.

Salen 3 panqueques medianos.

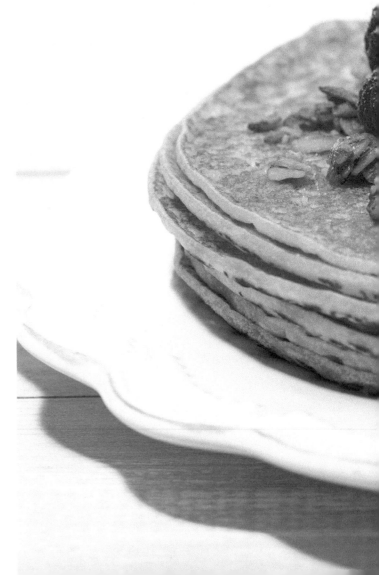

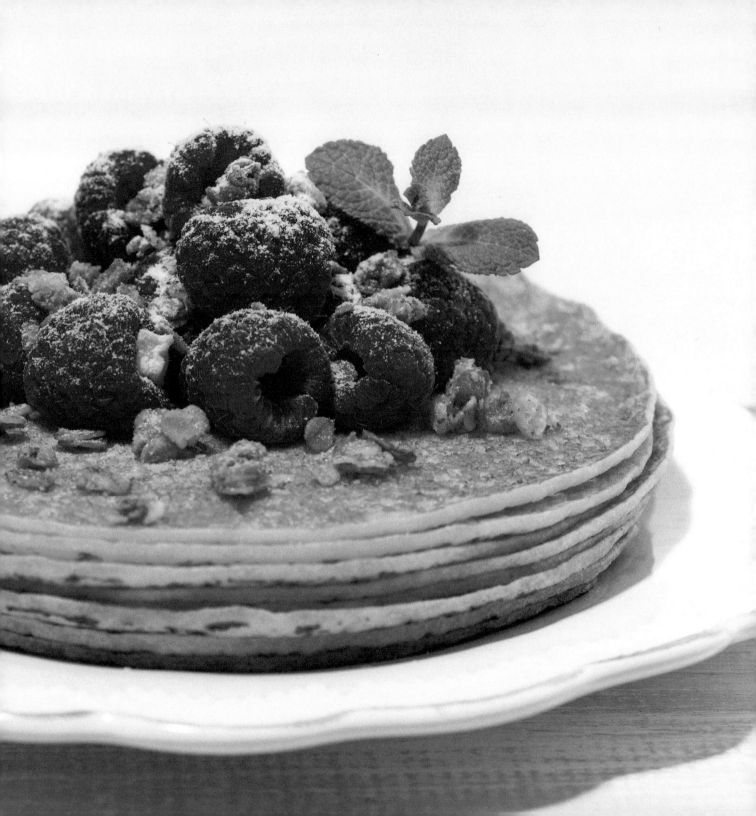

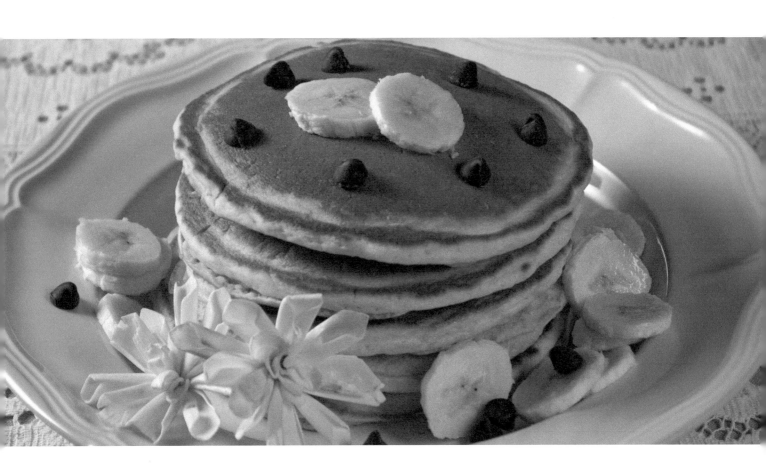

Panqueque con chispas de chocolate

Ingredientes

2 huevos grandes
Una pizca de sal
½ cucharadita de levadura en polvo
½ cucharadita de nuez moscada rallada
1 cucharadita de canela molida
1 cucharadita de vainilla
1 cucharada de azúcar
¼ de taza de aceite de oliva
De ¼ a ½ taza de chispas de chocolate según tu preferencia
⅓ de taza de harina

Preparación

Bate bien los huevos.
Agrega la sal, el azúcar y las especias. Bate.
Agrega el aceite de oliva. Bate.
Agrega las chispas de chocolate.
Añade la harina y la levadura en polvo.
Cocina los panqueques de la manera habitual.

Salen 3 panqueques medianos.

Panqueque de salvado de pasas

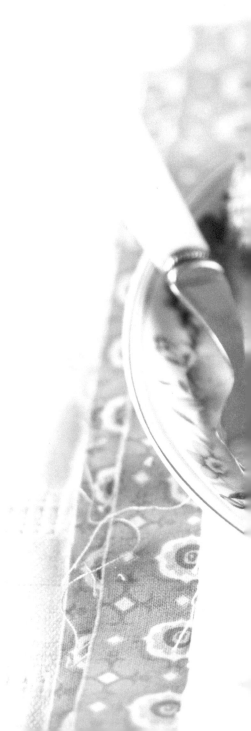

Ingredientes

2 huevos grandes
Una pizca de sal
½ cucharadita de levadura en polvo
½ cucharadita de nuez moscada rallada
1 cucharadita de canela molida
1 cucharadita de vainilla
1 cucharada de azúcar
¼ de taza de aceite de oliva
⅓ de taza de harina
1 taza de salvado de pasas

Preparación

Bate bien los huevos.
Agrega la sal, el azúcar y
las especias. Bate.
Agrega el aceite de oliva. Bate.
Agrega el salvado de pasas.
Añade la harina y la levadura en polvo.
Cocina los panqueques de
la manera habitual.

Salen 3 panqueques medianos.

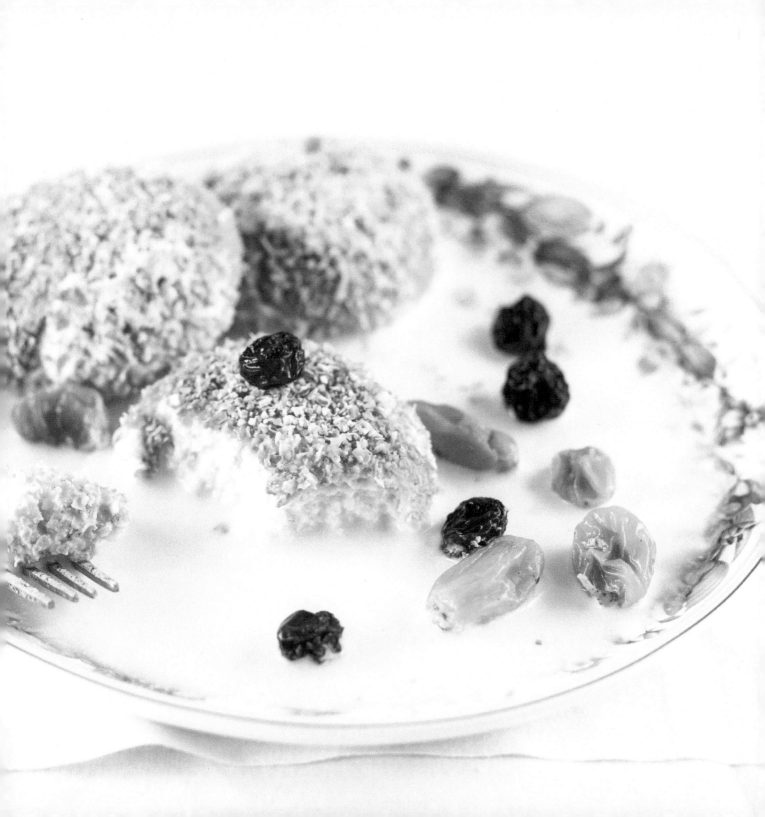

Panqueques salados

Si eres un ávido amante de los panqueques, también te encantarán los panqueques salados. Puedes hacer un panqueque salado con cualquiera de los panqueques de vegetales si eliminas el azúcar y agregas tus condimentos favoritos con suficiente sal para darle sabor.

Después de haber probado los panqueques salados de este libro, te inspirarás para crear una variedad de panqueques salados adaptados a tu propio gusto.

¡Disfruta de la feliz experiencia de crear panqueques!

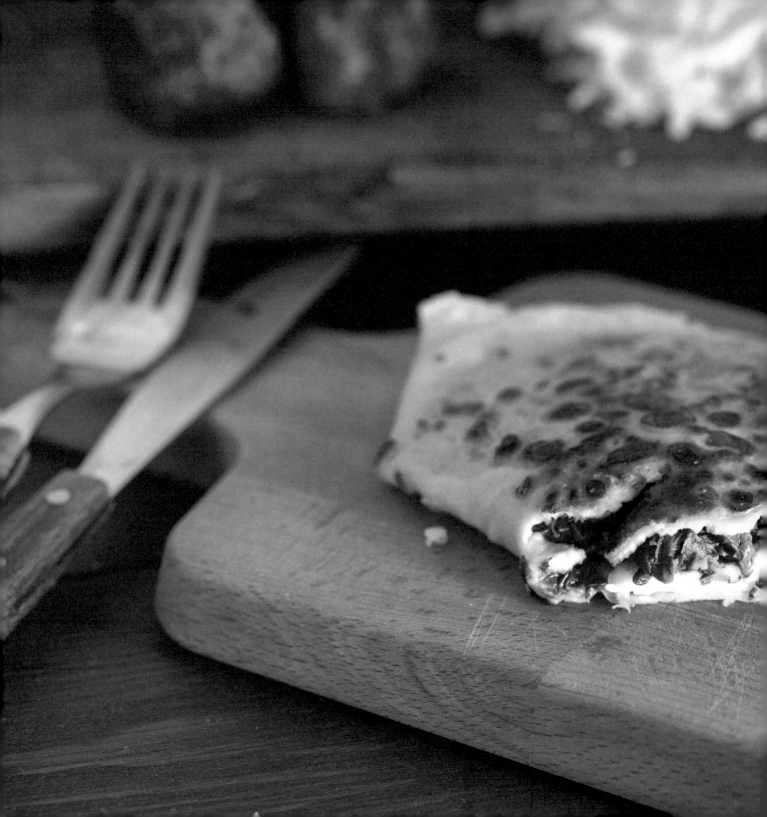

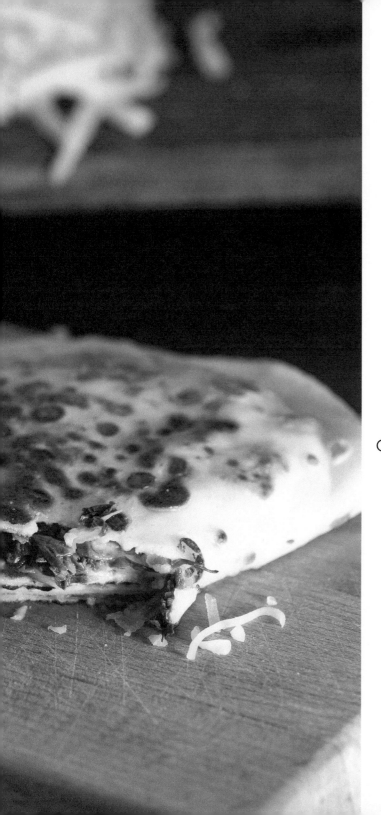

Panqueque salado de espinacas

Ingredientes

2 huevos grandes
⅛ de cucharadita de sal
½ cucharadita de levadura en polvo
½ cucharadita de tomillo molido
1 cucharadita de canela molida
1 cucharadita de ajo/cebolla en polvo
1 cucharadita de cúrcuma
¼ de taza de aceite de oliva
⅓ de taza de harina
½ taza de espinacas congeladas
picadas, descongeladas y escurridas
O ¾ de taza de espinacas frescas cortadas

Preparación

Bate bien los huevos.
Agrega la sal y los condimentos. Bate.
Agrega el aceite de oliva. Bate.
Agrega las espinacas.
Añade la harina y la levadura en polvo.
Se puede necesitar una cucharada
extra de harina para las espinacas
descongeladas y escurridas.
Cocina los panqueques de
la manera habitual.

Salen 3 panqueques medianos.

Panqueque salado de patata blanca

Ingredientes

2 huevos grandes
⅛ de cucharadita de sal
½ cucharadita de levadura en polvo
½ cucharadita de tomillo molido
1 cucharadita de canela molida
1 cucharadita de ajo/cebolla en polvo
1 cucharadita de cúrcuma
¼ de taza de aceite de oliva
¼ de taza de harina
1 patata blanca pequeña rallada
o cocinada y triturada

Preparación

Bate bien los huevos.
Agrega la sal y los condimentos. Bate.
Agrega el aceite de oliva. Bate.
Agrega la patata cocinada
y triturada. Bate.
O añade la patata rallada.
Añade la harina y la levadura en polvo.
Cocina los panqueques de
la manera habitual.

Salen 3 o 4 panqueques medianos.

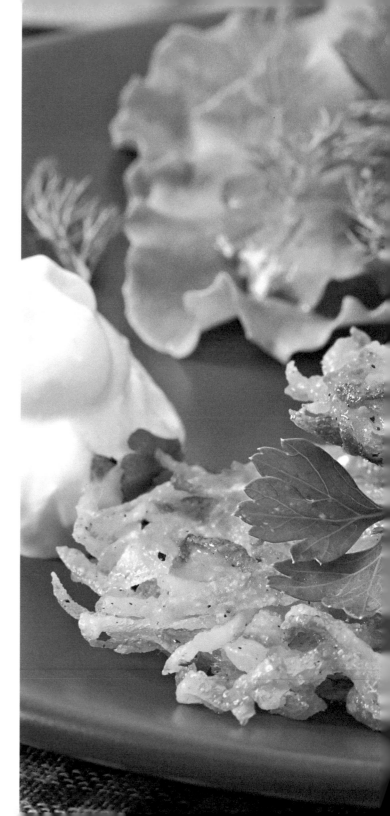

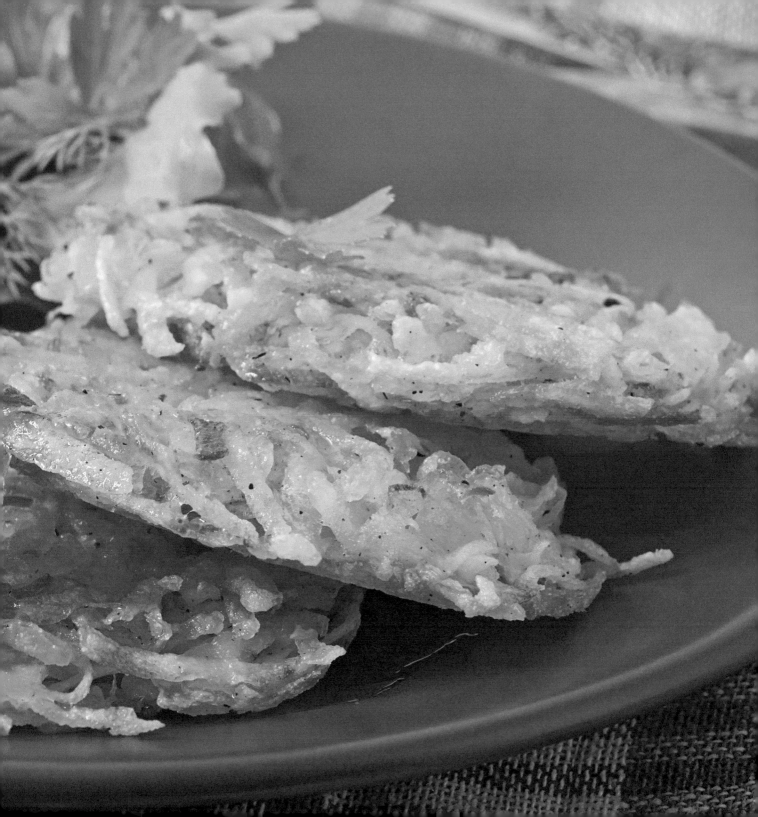

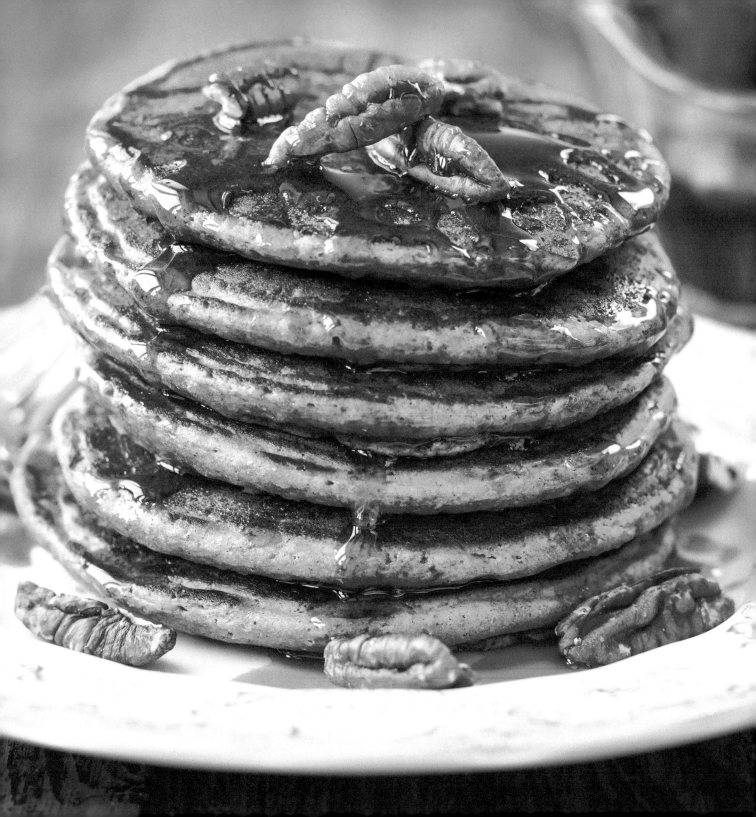

Panqueque salado de calabaza moscada

Ingredientes

2 huevos grandes
⅛ de cucharadita de sal
½ cucharadita de levadura en polvo
½ cucharadita de tomillo molido
1 cucharadita de canela molida
1 cucharadita de ajo/cebolla en polvo
1 cucharadita de cúrcuma
¼ de taza de aceite de oliva
⅓ de taza de harina
½ taza de calabaza moscada cocinada y triturada o
¾ de taza de calabaza moscada rallada

Preparación

Bate bien los huevos.
Agrega la sal y los condimentos. Bate.
Agrega el aceite de oliva. Bate.
Agrega la calabaza moscada cocinada y triturada. Bate.
O añade la calabaza moscada rallada.
Añade la harina y la levadura en polvo.
Cocina los panqueques de la manera habitual.

Salen 3 o 4 panqueques medianos.

Panqueque salado de queso

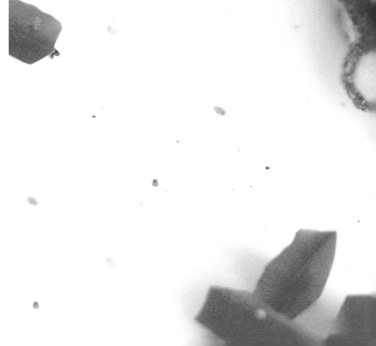

Ingredientes

2 huevos grandes
Una pizca de sal
½ cucharadita de levadura en polvo
½ cucharadita de canela molida
½ cucharadita de ajo/cebolla en polvo
½ cucharadita de cúrcuma
¼ de taza de aceite de oliva
⅓ taza de requesón o tu
queso rallado favorito
⅓ de taza de harina

Preparación

Bate bien los huevos.
Agrega la sal y los condimentos. Bate.
Agrega el aceite de oliva. Bate.
Agrega el queso.
Añade la harina y la levadura en polvo.
Cocina los panqueques de
la manera habitual.

Salen 3 panqueques medianos.

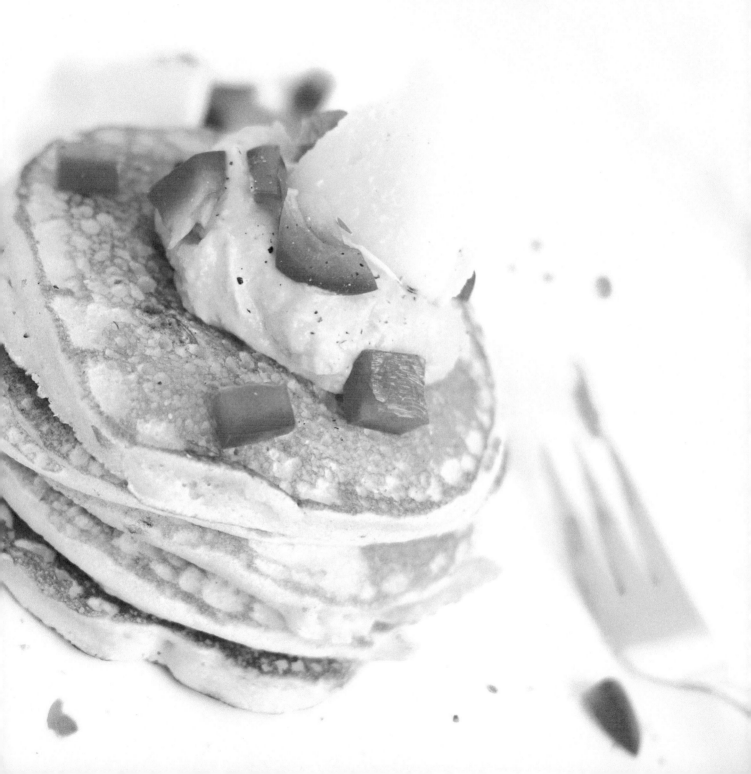

Printed in the United States
By Bookmasters